Por meio deste pequeno livro espero ajudar várias pessoas que lutam nessa árdua batalha contra o peso e nem sempre conseguem vencer às batalhas.

São dicas simples e alcançáveis para perda de peso, e não só apenas perder peso, mas também ganho de saúde, vitalidade e uma vida mais longa e viril.

1. Consulte um profissional de saúde

Marcar uma consulta com um médico, nutricionista ou outro profissional de saúde é o primeiro passo crucial ao embarcar em uma jornada de perda de peso. Eles podem avaliar sua saúde atual, histórico médico, possíveis fatores de risco e qualquer condição subjacente que possa afetar sua capacidade de perder peso. Com base nessas informações, eles podem oferecer orientações personalizadas, recomendações de dieta e exercícios, e monitorar sua progressão ao longo do tempo.

2. Defina metas realistas

Ao estabelecer metas de perda de peso, é importante ser realista e prático.

Definir metas muito ambiciosas pode levar à frustração e desistência prematura. Em vez disso, defina metas específicas, mensuráveis, alcançáveis, relevantes e com prazo definido (SMART). Por exemplo, em vez de "perder 20 quilos rapidamente", uma meta mais realista poderia ser "perder 0,5 a 1 quilo por semana em seis meses".

3. Mantenha um diário alimentar

Manter um diário alimentar detalhado pode fornecer insights valiosos sobre seus hábitos alimentares, padrões de ingestão, preferências alimentares e gatilhos emocionais para comer. Anote tudo o que você come e bebe, incluindo porções, horários, emoções associadas e quaisquer sintomas físicos. Isso pode ajudá-lo a identificar áreas para melhorar, planejar refeições mais saudáveis e manter-se responsável por suas escolhas alimentares.

4. Coma mais frutas e vegetais

Frutas e vegetais são fundamentais em uma dieta saudável para perda de peso devido ao seu baixo teor calórico e alto teor de nutrientes. Eles são ricos em fibras, vitaminas, minerais e antioxidantes, e ajudam a promover a saciedade, regular o açúcar no sangue e melhorar a saúde digestiva. Tente incorporar uma variedade de frutas e vegetais em suas refeições e lanches diários, priorizando opções frescas, congeladas ou enlatadas sem adição de açúcares ou conservantes.

5. Beba bastante água

A água desempenha muitos papéis essenciais no corpo, incluindo transporte de nutrientes, regulação da temperatura corporal, eliminação de resíduos e manutenção do equilíbrio hídrico. Beber água suficiente ao longo do dia pode ajudar a controlar o apetite, prevenir a desidratação, aumentar a energia e promover a perda de peso. Tente beber pelo menos oito copos de água por dia, ou mais, se estiver suando muito devido ao exercício ou ao clima quente.

6. Reduza o consumo de alimentos processados

Alimentos processados, como fast food, salgadinhos, alimentos congelados e doces, são geralmente ricos em calorias vazias, açúcares adicionados, gorduras trans e aditivos artificiais. Eles contribuem para o ganho de peso, inflamação e outros problemas de saúde. Em vez disso, opte por alimentos integrais e frescos sempre que possível, como frutas, vegetais, grãos integrais, proteínas magras e laticínios com pouca gordura.

7. Faça refeições menores e mais frequentes

Comer refeições menores e mais frequentes ao longo do dia pode ajudar a manter o metabolismo ativo, estabilizar os níveis de açúcar no sangue e controlar o apetite. Isso pode reduzir a probabilidade de excessos e ajudar a manter a energia e o foco ao longo do dia. Tente fazer de cinco a seis refeições pequenas e equilibradas, espaçadas a cada três a quatro horas.

8. Evite pular refeições

Pular refeições pode levar a flutuações nos níveis de açúcar no sangue, aumentar os desejos por alimentos ricos em açúcar e gordura, e diminuir o metabolismo basal. Isso pode resultar em excessos mais tarde e dificultar a perda de peso a longo prazo. Priorize fazer três refeições principais por dia, além de lanches saudáveis quando necessário, para manter um padrão regular de alimentação e evitar a fome excessiva.

9. Coma devagar

Mastigar os alimentos cuidadosamente e comer devagar pode ajudar a promover a saciedade, melhorar a digestão e permitir que você reconheça os sinais de fome e saciedade. Isso pode reduzir a probabilidade de excessos e ajudar a controlar a ingestão calórica total ao longo do dia. Tente saborear cada mordida, colocar os talheres entre as garfadas e prestar atenção nas sensações físicas de fome e saciedade.

10. Limite o consumo de alimentos açucarados

Alimentos e bebidas ricos em açúcares adicionados, como refrigerantes, sucos de frutas, doces, bolos e sobremesas, podem contribuir significativamente para o ganho de peso e problemas de saúde relacionados, como obesidade, diabetes tipo 2 e doenças cardíacas. Tente reduzir o consumo desses alimentos e opte por alternativas mais saudáveis, como frutas frescas, água com sabor natural ou lanches com baixo teor de açúcar.

11. Escolha carboidratos complexos

Carboidratos complexos, encontrados em alimentos como grãos integrais, legumes, vegetais e leguminosas, são digeridos mais lentamente pelo corpo, proporcionando energia sustentada e evitando picos e quedas nos níveis de açúcar no sangue. Eles também são ricos em fibras, vitaminas, minerais e antioxidantes, e promovem a saciedade e a saúde digestiva. Opte por opções de carboidratos complexos em vez de carboidratos simples refinados, como pão branco, arroz branco e produtos de panificação processados.

12. Aumente a ingestão de proteínas

As proteínas são nutrientes essenciais para a construção e reparação de tecidos musculares, bem como para a regulação do metabolismo, a saciedade e a preservação da massa magra durante a perda de peso. Inclua fontes de proteínas magras em cada refeição, como frango, peixe, ovos, tofu, legumes, laticínios com pouca gordura e nozes, para ajudar a manter-se satisfeito e sustentar a perda de peso.

13. Inclua gorduras saudáveis na dieta

Gorduras saudáveis, como as encontradas em abacates, azeite de oliva, nozes, sementes e peixes gordurosos, são importantes para a saúde do coração, a função cerebral, a regulação hormonal e a absorção de vitaminas lipossolúveis. Elas também ajudam a promover a saciedade e a estabilizar os níveis de açúcar no sangue, o que pode facilitar a perda de peso. Tente incluir uma variedade de gorduras saudáveis em sua dieta, em moderação, para obter benefícios nutricionais e sabor.

14. Faça substituições inteligentes

Trocar alimentos e ingredientes menos saudáveis por opções mais nutritivas e equilibradas pode ajudar a reduzir a ingestão calórica total, melhorar a qualidade da dieta e promover a perda de peso. Por exemplo, substitua alimentos ricos em gordura saturada por opções com baixo teor de gordura, escolha grãos integrais em vez de grãos refinados, e opte por lanches saudáveis, como frutas frescas, vegetais cortados e oleaginosas, em vez de alimentos processados e doces.

15. Pratique a moderação

Não é necessário eliminar completamente os alimentos que você gosta para perder peso, mas é importante consumi-los com moderação e em porções controladas. Permita-se desfrutar de pequenas porções de seus alimentos favoritos ocasionalmente, como parte de uma dieta equilibrada e estilo de vida saudável. A chave é equilibrar indulgências ocasionais com escolhas alimentares saudáveis, para que você possa desfrutar de uma variedade de alimentos enquanto trabalha para seus objetivos de perda de peso.

16. Planeje suas refeições

Planejar suas refeições com antecedência pode ajudar a evitar escolhas impulsivas e pouco saudáveis, e facilitar a adesão a uma dieta equilibrada e de baixas calorias. Dedique um tempo para planejar suas refeições e lanches para a semana, faça uma lista de compras com base nos ingredientes necessários e prepare alimentos saudáveis em lotes para facilitar as refeições durante a semana. Isso pode economizar tempo, dinheiro e esforço, e ajudar a manter sua dieta nos trilhos.

17. Evite comer tarde da noite

Comer tarde da noite ou perto da hora de dormir pode interferir na qualidade do sono, aumentar o refluxo ácido e contribuir para o ganho de peso. Tente fazer sua última refeição pelo menos duas a três horas antes de deitar, para permitir que seu corpo faça a digestão adequadamente e evite desconforto durante a noite. Se você sentir fome antes de dormir, opte por um lanche leve e saudável, como iogurte grego com frutas, uma pequena porção de nozes ou vegetais crus.

18. Durma o suficiente

A qualidade e a duração do sono desempenham um papel importante na regulação do peso e no controle do apetite. A falta de sono pode afetar os hormônios que regulam a fome e a saciedade, aumentando os desejos por alimentos ricos em açúcar e gordura e prejudicando o metabolismo. Tente dormir de sete a nove horas por noite, seguindo uma rotina de sono regular e criando um ambiente propício para dormir, para promover uma boa saúde metabólica e melhorar a perda de peso.

19. Encontre uma atividade física que você goste

Escolher uma forma de exercício que seja agradável e satisfatória para você aumenta a probabilidade de você se manter consistente e comprometido a longo prazo. Experimente diferentes tipos de atividades físicas, como caminhada, corrida, ciclismo, natação, dança, yoga, pilates, treinamento de força ou esportes em equipe, até encontrar o que mais lhe agrada. Priorize atividades que você realmente gosta e que se encaixam no seu estilo de vida, para que você possa desfrutar dos benefícios do exercício regularmente.

20. Varie seus exercícios

Alternar entre diferentes tipos de exercícios pode ajudar a evitar o tédio, prevenir lesões e desafiar diferentes grupos musculares. Em vez de se ater a uma única forma de exercício, como corrida ou musculação, experimente incorporar uma variedade de atividades em sua rotina semanal. Isso pode incluir exercícios cardiovasculares, treinamento de força, exercícios de flexibilidade, aulas de grupo, atividades ao ar livre e esportes recreativos. A variedade não só mantém o exercício interessante, mas também promove uma saúde física e mental abrangente.

21. Faça exercícios de resistência

O treinamento de resistência, também conhecido como treinamento de força ou musculação, é uma parte importante de qualquer programa de exercícios para perda de peso. Ele ajuda a construir e preservar a massa muscular magra, aumenta o metabolismo basal, melhora a composição corporal e promove a saúde óssea. Inclua exercícios de resistência em sua rotina duas a três vezes por semana, focando em diferentes grupos musculares em cada sessão e variando o peso, as repetições e os exercícios para desafiar o corpo e maximizar os resultados.

22. Pratique exercícios aeróbicos

Os exercícios aeróbicos, também conhecidos como exercícios cardiovasculares ou aeróbicos, são fundamentais para queimar calorias, melhorar a saúde cardiovascular e aumentar a resistência. Eles ajudam a aumentar a taxa metabólica, promover a perda de gordura, reduzir o risco de doenças crônicas e aumentar o bem-estar geral. Inclua pelo menos 150 minutos de atividade aeróbica de intensidade moderada ou 75 minutos de atividade vigorosa por semana, divididos em sessões de 30 minutos ou mais, para colher os benefícios para a saúde e a perda de peso.

23. Incorpore o treinamento intervalado de alta intensidade (HIIT)

O treinamento intervalado de alta intensidade, ou HIIT, é uma forma eficaz de exercício que combina períodos curtos de exercícios de alta intensidade com períodos de recuperação ativa ou descanso. Ele ajuda a queimar calorias, aumentar a resistência cardiovascular, melhorar a capacidade aeróbica e anaeróbica, e promover a perda de gordura. Experimente adicionar sessões de HIIT à sua rotina de exercícios uma a duas vezes por semana, variando os exercícios, intensidades e tempos de trabalho e descanso para desafiar seu corpo e maximizar os resultados.

24. Mantenha-se ativo ao longo do dia

Além de fazer exercícios estruturados, é importante procurar maneiras de aumentar a atividade física ao longo do dia. Isso pode incluir pequenas mudanças em sua rotina diária, como caminhar ou andar de bicicleta para o trabalho, estacionar mais longe, subir escadas em vez de usar o elevador, fazer pausas para alongar-se durante o trabalho, ou realizar tarefas domésticas ativas, como limpar a casa ou trabalhar no jardim. Essas pequenas mudanças podem fazer uma grande diferença na quantidade total de calorias que você queima e na sua saúde física e mental geral.

25. Faça exercícios de flexibilidade

O alongamento regular e os exercícios de flexibilidade são importantes para melhorar a mobilidade, prevenir lesões, aliviar a tensão muscular e promover a recuperação após o exercício. Inclua exercícios de alongamento em sua rotina de exercícios pelo menos duas a três vezes por semana, focando nos principais grupos musculares e realizando cada alongamento por 15 a 30 segundos em cada lado. Praticar yoga, Pilates ou tai chi também pode ajudar a melhorar a flexibilidade, equilíbrio e consciência corporal.

26. Aumente a atividade física diária

Procure maneiras de aumentar a atividade física ao longo do dia, mesmo fora das sessões de exercícios estruturados. Isso pode incluir coisas simples, como estacionar mais longe, levantar-se e esticar-se a cada hora, fazer uma caminhada durante o intervalo do trabalho, ou usar as escadas em vez do elevador. Essas pequenas mudanças podem ajudar a aumentar a queima de calorias, melhorar a circulação, aliviar a tensão muscular e promover a saúde geral.

27. Use um pedômetro ou aplicativo de rastreamento de atividades

Usar um pedômetro, aplicativo de rastreamento de atividades ou dispositivo de fitness pode ajudá-lo a monitorar sua atividade diária, definir metas de passos, acompanhar sua progressão ao longo do tempo e se manter motivado e responsável por seus objetivos de saúde e fitness. Registre seus passos diários, tempo de atividade, distância percorrida, calorias queimadas e outros dados relevantes, e ajuste suas metas conforme necessário para desafiar-se e acompanhar seu progresso.

28. Encontre um parceiro de exercícios

Ter um parceiro de exercícios ou grupo de apoio pode aumentar a motivação, o comprometimento e o sucesso em seus objetivos de perda de peso. Encontre um amigo, membro da família, colega de trabalho ou treinador de exercícios que compartilhe seus objetivos e esteja disposto a se exercitar regularmente com você. Isso pode tornar o exercício mais divertido, desafiador e responsável, além de proporcionar uma rede de apoio e incentivo ao longo do caminho.

29. Faça pausas regulares

Se você passa muito tempo sentado durante o dia, é importante fazer pausas regulares para se levantar, esticar e movimentar-se. O sedentarismo prolongado pode prejudicar a circulação, aumentar o desconforto muscular e contribuir para problemas de saúde relacionados ao estilo de vida. Tente fazer uma pausa de cinco a dez minutos a cada hora para se levantar, esticar, andar e se mover, para aliviar a tensão muscular, melhorar a circulação e manter-se alerta e produtivo ao longo do dia.

30. Encontre maneiras de reduzir o estresse

O estresse crônico pode desencadear a liberação de hormônios do estresse, como o cortisol, que podem aumentar o apetite, os desejos por alimentos ricos em açúcar e gordura, e o armazenamento de gordura abdominal. Isso pode dificultar a perda de peso e prejudicar a saúde geral. Encontre maneiras saudáveis de lidar com o estresse, como praticar técnicas de relaxamento, como meditação, ioga, respiração profunda ou tai chi, reservar tempo para atividades prazerosas, como hobbies, passar tempo ao ar livre, ou socializar com amigos e familiares, e buscar apoio emocional quando necessário.

31. Mantenha-se positivo

Manter uma atitude positiva em relação à perda de peso e ao seu progresso é fundamental para o sucesso a longo prazo. Em vez de se concentrar nos desafios ou obstáculos, concentre-se nas pequenas vitórias e conquistas ao longo do caminho. Celebre cada sucesso, por menor que seja, e lembre-se de que cada passo em direção aos seus objetivos é um passo na direção certa.

32. Evite comparações com os outros

Cada pessoa é única, com diferentes corpos, metabolismo, históricos médicos e objetivos de saúde. Em vez de comparar seu progresso com o de outras pessoas, concentre-se em suas próprias realizações e no que é melhor para sua própria jornada de perda de peso. Concentre-se em seus próprios objetivos, desafios e sucessos, e trabalhe para alcançar o melhor resultado possível para você.

33. Evite dietas da moda

Dietas da moda que prometem resultados rápidos e drásticos geralmente não são sustentáveis a longo prazo e podem levar a efeitos colaterais negativos para a saúde. Em vez disso, concentre-se em fazer mudanças de estilo de vida saudáveis e sustentáveis que você possa manter a longo prazo. Escolha uma abordagem equilibrada e realista para a perda de peso, focando em hábitos alimentares saudáveis, atividade física regular, sono adequado e gerenciamento do estresse.

34. Concentre-se em mudanças de estilo de vida sustentáveis

Em vez de adotar uma abordagem de dieta temporária, faça mudanças permanentes em sua dieta e estilo de vida que você possa manter a longo prazo. Isso pode incluir hábitos alimentares saudáveis, rotinas de exercícios consistentes, gerenciamento de estresse eficaz e sono adequado. Concentre-se em fazer escolhas saudáveis e equilibradas no dia a dia, em vez de se privar ou se restringir excessivamente, para promover uma perda de peso sustentável e duradoura.

35. Seja paciente

A perda de peso saudável é um processo gradual que requer tempo, comprometimento e paciência. Em vez de buscar resultados imediatos, concentre-se em fazer progresso constante e sustentável ao longo do tempo. Esteja preparado para enfrentar altos e baixos ao longo de sua jornada de perda de peso, e lembre-se de que o importante é continuar avançando na direção certa, mesmo que seja um passo de cada vez.

36. Acompanhe seu progresso

Acompanhar seu progresso ao longo do tempo pode ser uma ferramenta poderosa para manter-se motivado e responsável por seus objetivos de perda de peso. Isso pode incluir pesar-se regularmente, medir suas porções, tirar fotos do seu progresso, registrar suas refeições e exercícios em um diário, e monitorar outras métricas relevantes, como circunferência da cintura, composição corporal e níveis de energia. Acompanhe seu progresso de forma consistente e ajuste suas estratégias conforme necessário para alcançar seus objetivos de perda de peso de forma eficaz e sustentável.

37. Cerque-se de apoio

Envolva amigos, familiares, colegas de trabalho ou profissionais de saúde em sua jornada de perda de peso para obter apoio, motivação e responsabilidade adicional. Ter um sistema de apoio forte pode tornar a jornada mais fácil, divertida e bem-sucedida, e proporcionar um ambiente de suporte onde você se sinta seguro para compartilhar seus desafios, sucessos e preocupações.

38. Evite o álcool em excesso

O álcool é rico em calorias e pode adicionar calorias vazias à sua dieta, contribuindo para o ganho de peso. Tente limitar o consumo de álcool e opte por opções mais saudáveis, como água com gás, chá gelado sem açúcar ou coquetéis com baixo teor calórico, quando possível. Se você optar por consumir álcool, faça-o com moderação e acompanhe sua ingestão para evitar excessos e impactos negativos na sua saúde e objetivos de perda de peso.

39. Pratique o controle das porções

Controlar o tamanho das porções pode ajudar a reduzir a ingestão calórica total e promover a perda de peso. Use pratos menores, tigelas e copos para ajudar a controlar as porções, e evite comer diretamente da embalagem, o que pode levar a comer em excesso. Preste atenção nas quantidades de alimentos que você consome em cada refeição e ajuste as porções conforme necessário para manter um equilíbrio saudável entre ingestão e gasto calórico.

40. Mantenha um ambiente saudável em casa

Mantenha sua casa abastecida com alimentos saudáveis e nutritivos, como frutas frescas, vegetais cortados, grãos integrais, proteínas magras e lanches saudáveis. Limite a presença de alimentos processados, doces e salgadinhos tentadores que possam sabotar seus objetivos de perda de peso. Organize sua despensa, geladeira e armários de forma a tornar as opções saudáveis mais visíveis e acessíveis, e mantenha alimentos não saudáveis fora de vista e fora do alcance.

41. Pratique a autocompaixão

Não seja muito duro consigo mesmo se cometer deslizes ocasionais ou não atingir seus objetivos imediatamente.

Em vez disso, pratique a autocompaixão, reconhecendo que todos cometemos erros e que cada dia é uma nova oportunidade para fazer escolhas saudáveis. Aprenda com suas experiências, perdoe-se por seus erros e continue avançando em direção aos seus objetivos de perda de peso com determinação e compaixão.

42. Busque apoio profissional

Se você estiver lutando para perder peso por conta própria, considere buscar ajuda profissional de um nutricionista, treinador pessoal, psicólogo ou outro profissional de saúde qualificado. Eles podem fornecer orientação personalizada, apoio e motivação para ajudá-lo a alcançar seus objetivos de perda de peso de maneira eficaz e sustentável. Um profissional de saúde pode ajudá-lo a desenvolver um plano de dieta e exercícios personalizado, oferecer suporte emocional e monitorar sua saúde e progresso ao longo do tempo.

43. Evite comer em frente à televisão ou computador

Comer distraído enquanto assiste TV ou trabalha no computador pode levar a comer em excesso sem perceber. Tente fazer suas refeições em uma mesa, sem distrações, para que você possa se concentrar na comida e nas sensações de fome e saciedade. Isso pode ajudá-lo a comer menos, saborear mais cada mordida e reconhecer os sinais do seu corpo quando estiver satisfeito.

44. Leia rótulos de alimentos

Fique atento aos rótulos de alimentos e ingredientes ao fazer compras no supermercado. Procure por alimentos com baixo teor de gordura saturada, gordura trans, açúcares adicionados e sódio, e escolha opções ricas em fibras, vitaminas, minerais e antioxidantes. Leia os rótulos com atenção para entender melhor o conteúdo nutricional dos alimentos, identificar aditivos prejudiciais à saúde e fazer escolhas informadas para apoiar seus objetivos de perda de peso e saúde geral.

45. Cozinhe em casa com mais frequência

Cozinhar em casa permite que você tenha controle total sobre os ingredientes e o método de preparo dos alimentos. Isso pode ajudar a reduzir a ingestão de calorias, gorduras saturadas, açúcares adicionados e aditivos prejudiciais à saúde encontrados em alimentos processados e fast food. Experimente novas receitas, explore ingredientes saudáveis e envolva-se no processo de preparação de alimentos para tornar a culinária uma experiência prazerosa e nutritiva.

46. Mantenha-se hidratado

Beber água suficiente ao longo do dia é essencial para a saúde geral e o controle do peso. A água ajuda na digestão, regula a temperatura corporal, transporta nutrientes e remove resíduos do corpo. Tente beber pelo menos oito copos de água por dia, ou mais se estiver suando muito devido ao exercício ou ao clima quente. Mantenha uma garrafa de água ao seu alcance durante o dia e beba regularmente para manter-se hidratado e apoiar seus objetivos de perda de peso.

47. Evite o sedentarismo

Além de se exercitar regularmente, é importante evitar o sedentarismo ao longo do dia. Procure oportunidades para se levantar, alongar-se e movimentar-se regularmente, especialmente se você passa muito tempo sentado no trabalho ou em casa. Faça pausas para caminhar, esticar ou fazer exercícios simples a cada hora, levante-se e movimente-se durante as chamadas telefônicas ou reuniões virtuais, e incorpore atividades físicas ao seu dia a dia, como jardinagem, limpeza da casa ou passeios ao ar livre.

48. Não desista após um deslize

Se você exagerar em uma refeição, perder um treino ou sair da trilha por um tempo, não se desanime. É normal ter deslizes ocasionais ao longo da jornada de perda de peso, e o importante é retomar seus hábitos saudáveis o mais rápido possível. Em vez de se culpar ou desistir completamente, reconheça o deslize, aprenda com ele e volte ao caminho certo com determinação renovada e foco em seus objetivos de perda de peso e saúde.

49. Esteja ciente de gatilhos emocionais para comer em excesso

Identifique situações, emoções ou desencadeadores que levam a comer em excesso, como estresse, tédio, solidão ou tristeza. Desenvolva estratégias alternativas para lidar com esses gatilhos, como praticar técnicas de relaxamento, conversar com um amigo, sair para uma caminhada ou encontrar uma atividade que o distraia. Aprenda a reconhecer os sinais emocionais de fome e saciedade, e faça escolhas alimentares conscientes que apoiem suas necessidades emocionais e físicas.

50. Celebre suas vitórias

Reconheça e celebre cada pequena vitória ao longo de sua jornada de perda de peso. Isso pode incluir atingir metas de peso, manter-se consistente com exercícios, fazer escolhas alimentares saudáveis, ou simplesmente se sentir mais energizado e confiante. Celebrar suas conquistas ajuda a manter a motivação, o entusiasmo e o impulso para continuar avançando em direção aos seus objetivos de saúde e bem-estar. Faça uma pausa para comemorar seus sucessos, recompense-se com algo especial e reconheça o progresso que você fez até agora.

www.ingramcontent.com/pod-product-compliance
Lightning Source LLC
Chambersburg PA
CBHW061318250726

48653CB00002B/958